AF331643

ÉTABLISSEMENT THERMO-RÉSINEUX ET HYDROTHÉRAPIQUE

DU MARTOURET A DIE (DROME)

TRAITEMENT MÉDICAL

DES PYÉLITES

PAR LES BAINS DE VAPEURS RÉSINEUSES SÈCHES

DE COPEAUX FRAIS DE PIN MUGHO

PAR LE

Dr BENOIT DU MARTOURET

———— ❦ ————

PARIS

OCTAVE DOIN, ÉDITEUR

8, PLACE DE L'ODÉON, 8

—

1898

LE MARTOURET

EMBRANCHEMENT DE LIVRON-DIE-BRIANÇON

CHEMINS DE FER DE PARIS-LYON-MÉDITERRANÉE

ÉTABLISSEMENT THERMO-RÉSINEUX ET HYDROTHÉRAPIQUE

DU MARTOURET A DIE (DROME)

TRAITEMENT MÉDICAL

DES PYÉLITES

PAR LES BAINS DE VAPEURS RÉSINEUSES SÈCHES
DE COPEAUX FRAIS DE PIN MUGHO

PAR LE

Dr BENOIT DU MARTOURET

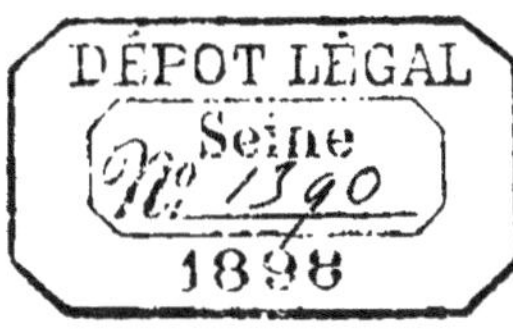

PARIS

OCTAVE DOIN, ÉDITEUR

8, PLACE DE L'ODÉON, 8

—

1898

DU MÊME AUTEUR :

De l'ischémie préliminaire dans les opérations, par la compression élastique.

De la ligature élastique en chirurgie.

Procédé de castration par la ligature élastique, appliqué à l'art vétérinaire.

Des complications viscérales dans l'ostéite suppurante aiguë et de leur origine septicémique.

De la cocaïne comme anesthésique de l'urèthre.

Étude physiologique de la circulation en ballon.

Suggestions hypnotiques en thérapeutique.

De la médication thermo-résineuse dans les affections arthritiques.

De l'élimination de l'acide urique par la médication thermo-résineuse.

Traitement des pyélites par les vapeurs résineuses sèches de Pin Mugho.

LES PYÉLITES

LEUR TRAITEMENT MÉDICAL

Dans une de ses leçons magistrales de thérapeutique (1), M. le Professeur Albert Robin, membre de l'Académie de médecine et médecin de l'hôpital de la Pitié, a réclamé, comme appartenant au domaine médical, au moins pendant les premiers temps, les *pyélites* qui, par le désintéressement des médecins, semblaient relever uniquement de la chirurgie.

M. A. Robin s'appuie sur ce fait, avéré aujourd'hui, que le traitement purement médical a donné des succès nombreux. Nous pouvons affirmer, pour notre part, que, chaque année, nous constatons que la médecine, que l'on croyait impuissante dans cette affection, a tous les droits à cette revendication, et que bientôt, elle ne comptera plus non seulement les *pyélites* améliorées, mais les guérisons confirmées.

Dans ces conditions, il doit naturellement venir à l'esprit de tout médecin prudent et honnête, de soumettre le pyélitique à un traitement médical, avant de recourir à une intervention chirurgicale, qu'il est

(1) *Bullet. de thérap.*, 30 avril 1897

d'autant plus disposé à tenter, que les succès de la chirurgie sont réels. Néanmoins, ils ne peuvent plus l'excuser, et la seule conduite à tenir, est celle que nous indiquons, surtout si l'on veut bien se souvenir qu'il n'y a jamais péril imminent dans la pyélite, et qu'elle laisse toujours le temps d'attendre et de réfléchir.

Nous pouvons citer, dans notre clinique *de l'Etablissement Thermo-Résineux et Hydrothérapique du Martouret à Die (Drôme)*, plusieurs exemples de malades, qui, ayant refusé l'opération sanglante, sont, ou guéris, ou en voie de guérison.

Ce sont ces résultats heureux qui nous encouragent à préconiser le traitement qui nous les a valus, LES BAINS DE VAPEURS RÉSINEUSES, SÈCHES, DE COPEAUX FRAIS DE PIN MUGHO, et à le conseiller hardiment à tous nos confrères qui trouveront, du reste, la voie ouverte par nos maîtres Guyon, Le Dentu, A. Robin, Pozzi, Huchard, Albarran, Routier, P. Delbet, Legueu, etc.

Il consiste, je décrirai plus loin l'appareil dont nous faisons usage, en *une atmosphère médicamenteuse*, dans laquelle le malade se sature des principes balsamiques *oxydants et antiseptiques*, provenant de *résines vierges fraîches*, et n'ayant aucune analogie avec les vapeurs pharmaceutiques, humides, d'essence de térébenthine, que l'on administre couramment dans certains établissements spéciaux.

Nous n'avons pas la prétention d'appliquer ce traitement indistinctement à toutes les pyélites.

Celles qui nous intéressent plus particulièrement,

ce sont les *pyélites chroniques par lithiase urinaire,
d'origine calculeuse*, et les *pyélites microbiennes, d'origine blennorrhagique*, parce qu'elles sont de beaucoup
les plus fréquentes, et qu'elles sont, toutes les deux,
justiciables au même degré, quoique le mode d'action soit différent, de la médication que nous préconisons.

C'est surtout sur les modifications subies par l'urine que repose le diagnostic de ces pyélites; elles
sont constantes, restant acide ou devenant alcaline
par la fermentation ammoniacale.

Dans le premier cas, elle prend souvent une teinte
rougeâtre, due au sang qu'elle contient; ce caractère
est plus spécial à la pyélite d'origine calculeuse. Le
mucus, toujours apparent, se présente comme un
nuage flottant au milieu du liquide, ne se précipitant jamais complètement; mais il est le plus souvent accompagné de globules de pus qui, eux, se
précipitent. Si le pus est abondant, il donne à l'urine
un aspect lactescent au moment de l'émission; les
éléments se séparent ensuite, pour former un dépôt
constant et journalier.

La quantité de l'urine augmente le plus souvent;
elle contient de l'albumine qui, généralement, est
due uniquement au pus.

Lorque l'urine est devenue ammoniacale, on ne
trouve plus ni globules de pus, ni sang, ni cellules
épithéliales, mais, à leur place, un dépôt visqueux,
gélatineux.

La *Pyélite chronique* est une maladie à marche
longue, traînante, et demande un *traitement prolongé*.

Le diagnostic, en somme, en est facile et peut se déduire de l'ensemble des symptômes. Son origine serait peut-être plus difficile à établir; mais elle n'a pour nous qu'une importance relative, son traitement étant le même, que la pyélite soit *lithiasique d'origine calculeuse*, ou *microbienne d'origine blennorrhagique*.

J'ai exposé au premier Congrès français de médecine, tenu à Lyon en 1894, les résultats remarquables obtenus à l'*Établissement Thermo-Résineux et Hydrothérapique du Martouret*, dans le rétablissement des fonctions des reins chez les arthritiques, goutteux ou rhumatisants, et dans l'élimination de l'acide urique.

Je renvoie le lecteur à mon mémoire à ce sujet (1).

Depuis cette époque, mes opinions se sont confirmées. C'est à une action spéciale, élective sur le rein, que le traitement du Martouret doit ses nombreux succès; aussi, ai-je résolument abordé le traitement des pyélites, des néphrites, des pyélonéphrites chroniques, maladies contre lesquelles la thérapeutique moderne est presque impuissante, et toutes les observations que j'ai recueillies jusqu'ici sont très encourageantes.

A dire vrai, je suis embarrassé pour donner l'explication théorique des résultats obtenus. Sans doute, l'état hygrométrique remarquablement sec de la

(1) Premier Congrès français de médecine. Lyon 1894. *De l'élimination de l'acide urique, par la médication thermo-résineuse*, par le Dr Benoît du Martouret.

station du Martouret, l'altitude élevée, la brise des Alpes, le climat privilégié de nos montagnes, la pureté des eaux, sont pour une part dans les effets curatifs qu'on y remarque, mais l'agent principal est le traitement Thermo-Résineux.

Ce traitement agit sans doute d'une façon multiple :

1° *Il excite et rétablit la fonction de la peau dont l'état a, comme on sait, un retentissement énorme sur les affections des reins.*

2° *Il introduit dans le sang des substancee balsamiques ayant sur les reins eux-mêmes un effet topique et salutaire.*

3° *Il modifie dans un sens favorable la composition des urines, d'où ses effets incontestables dans le traitement des affections des voies génito-urinaires.*

Ces trois actions réunies concourent effectivement au traitement des pyélites et des pyélo-néphrites, et nous affirmons que leur amélioration est constante et que leur guérison intégrale est possible.

Il est à remarquer, de plus, que les vapeurs résineuses de Pin Mugho n'ont jamais produit sur les reins cette action irritante, particulière aux bains dits térébenthinés (bains chimiques à l'essence de térébenthine), et cela, probablement parce que *les vapeurs produites par des résines vierges et sous une forme moléculaire très ténue,* sont acceptées facilement par ces organes, ou bien les éléments balsamiques qui composent ces résines vierges : térébenthine, acide benzoïque, acide cinnamique et autres, contenus dans la sève des copeaux frais, servent-ils de correctif?

Il n'est pas nécessaire de s'étendre longuement sur la pyélite microbienne, d'origine infectieuse, il suffit de rappeler les *propriétés antiseptiques intensives* et *anticatarrhales* des vapeurs résineuses du Pin Mugho pour expliquer leur succès, partagé du reste, également, par les cystites, les vaginites, les uréthrites et *tous les états inflammatoires des voies génito-urinaires*, de même cause.

Pour l'étude complète du traitement de la pyélite, nous renvoyons à la leçon du professeur Albert Robin. Avant tout, l'éminent médecin de la Pitié prévient le malade qu'il doit s'armer d'une grande patience, ne pas se décourager si le traitement n'a pas de résultats immédiats, et *ne pas l'interrompre trop tôt*, les rechutes étant probables.

Dans le chapitre spécial au traitement, après avoir énuméré ses différents procédés médicamenteux, M. A. Robin s'exprime ainsi sur la *médication balsamique externe* (1) :

« J'ai retiré les meilleurs effets de cette médication
« externe et SURTOUT D'UNE CURE A L'ÉTABLISSEMENT DU
« MARTOURET, à DIE (DRÔME), où le Dr Benoît a orga-
« nisé un système intéressant de bains de vapeurs à
« l'essence de Pin Mugho. L'action de ces bains est
« des plus favorables, et plus d'une fois j'ai obtenu
« des résultats inattendus chez des malades qui
« avaient inutilement pratiqué les médications pré-

(1) *Bullet. de Thérap.*, p. 346, 1897.

« cédentes, et pour lesquels l'intervention chirurgi-
« cale semblait l'unique ressource. »

Comme un certain nombre de médecins semblent
ne pas connaître encore la façon particulière dont
est pratiquée la médication balsamique à l'établisse-
sement Thermo-Résineux et Hydrothérapique du
Martouret, et, trompés par les noms, la confondent
avec des médications qu'ils croient similaires, très
répandues à Paris et en province, sous le nom de
bains thérébenthinés, bains résineux, fumiga-
tions, etc., nous avons pensé qu'il était de toute né-
cessité d'éclairer nos confrères, en leur exposant ra-
pidement les diverses médications usitées, leur mode
d'application et de leur en montrer les inconvénients
et les avantages.

Une forme que quelques médecins essaient de
vulgariser est le bain de vapeurs térébenthinées,
pharmaceutiques, humides.

Le traitement consiste à laisser le malade aussi
longtemps qu'il pourra le supporter, et le temps ne
peut jamais être bien long, dans des vapeurs d'eau
saturées d'essence de térébenthine. Outre que les
éléments thérapeutiques manquent à cette médication, ses principaux inconvénients sont la chaleur
élevée, humide, insupportable, le peu de durée du
bain et l'action irritante sur les reins de l'essence de
térébenthine, qui n'est pas toujours absolument rec-
tifiée.

On pratique aussi le bain en caisse, mais ce bain
est tout ce qu'il y a de plus rudimentaire. Quel que
soit l'appareil dont on se serve, le malade est assis

dans une caisse en bois, recouvert de couvertures de laine. Sous le siège se trouve un foyer à gaz ou au pétrole généralement, au-dessus duquel repose un gril sur lequel est placé le bois ou les plantes dont on dispose. Le dégagement des vapeurs est nul, ou à peu près, atteint le degré d'une simple fumigation, la chaleur seule peut à la longue produire la transpiration. Dans ces conditions, le malade n'absorbe pas de principes balsamiques et le bain n'agit que par le simple effet de la sudation ; ce n'est donc pas un bain médicamenteux.

Restait les *fours* malheureusement encore très exploités par les empiriques, dans le Dauphiné et les régions voisines. Il est inutile de revenir sur l'installation inadmissible de ces fours dont le type primitif est le four à poix des bûcherons.

Je renvoie le lecteur à ma notice sur la médication thermo-résineuse, dans laquelle je l'ai décrit.

Ce qu'il est très important de rappeler ici, ce sont les dangers que les personnes étrangères à la médecine, et elles sont nombreuses, font courir aux malades goutteux, rhumatisants, cardiaques ou non, en appliquant *empiriquement*, sans discernement, cette médication comme il y a cinquante ans !

Nous ne parlons que des arthritiques, le traitement de vapeurs résineuses appliqué aux pyélites étant relativement récent.

Les dangers sont ; *l'air vicié* et les *vapeurs expirées* que respirent les malades, surtout les derniers entrés dans la salle, puisqu'on ne peut pas les renouveler, le *peu de durée du bain* qui est de quelques minutes à peine, et encore à la condition expresse de prendre certaines précautions, linge mouillé sur la tête, à cause de la haute température. Et le danger le plus sérieux, puisqu'il a produit des morts subites, est *cette température excessive et invariable du four*, qui rend cette pratique absolument coupable. Elle est de plus condamnable par ce fait, qu'elle met tous les malades dans les mêmes conditions balnéaires.

Or, il faut être prudent dans l'application du calorique en thérapeutique : *la température d'un bain doit être attentivement surveillée, elle ne doit pas ordinairement dépasser la chaleur animale*, car elle devient alors une cause de fatigue. De même, tous les malades ne la supportant pas aux mêmes degrés, *elle doit être réglée suivant les dispositions particulières de chaque sujet.*

Aussi, pénétré de ces idées, reconnaissant par expérience que le four est absolument défectueux et dangereux pour nos malades soit arthritiques, soit urinaires, que tous les autres procédés sont insuffisants et incomplets, nous avons fait construire par M. Romiguière, architecte du département de la Drôme, *un appareil à dégagement de chaleur et de vapeurs continu et gradué*, qui nous a donné les meilleurs résultats.

En voici, sommairement, la description et le dessin qui permettront à nos confrères de se rendre un compte exact de notre traitement. (Voir page suivante.)

Le sous-sol qui forme rez-de-chaussée du côté du

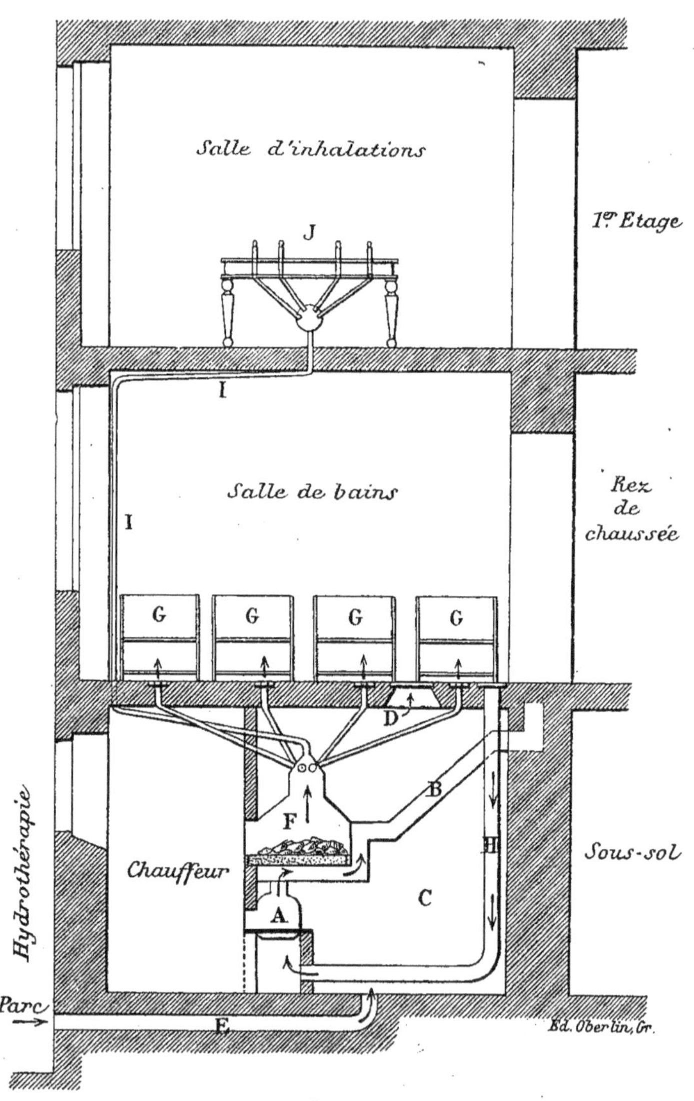

Appareil balnéaire de l'Établissement du Martouret
(Dessin de M. Romiguière, architecte).

parc, est occupé par l'appareil de production des vapeurs résineuses et le calorifère.

Au rez-de-chaussée, est la salle de bains résineux ayant directement accès sur le couloir central des chambres et dans laquelle les malades peuvent être amenés, assis sur les sièges qu'ils occuperont pendant la durée du bain.

Au premier étage, est la salle d'inhalations.

Le chauffage de la salle de bains qui doit être maintenue à une température constante de 35° environ, est assuré au moyen du foyer A, dont le conduit de fumée B traverse la chambre de chauffe C.

L'air froid et pur est amené de l'extérieur par le conduit E, et il se réchauffe au contact du foyer et du tuyau et sort ensuite au rez-de-chaussée par la bouche de chaleur régulatrice D, qui permet de n'admettre dans la salle que la quantité d'air chaud nécesaire.

(Cet air chaud pourrait au besoin être saturé d'humidité, si les vapeurs résineuses n'en étaient pas suffisamment fournies par les copeaux.)

Les copeaux frais de Pin Mugho, après une toilette préalable qui les dépouille de leur écorce et des impuretés (insectes, corps étrangers), qui pourraient être agglutinées sur la couche de résine, sont placés, au-dessus d'une couche de sable fin ayant pour but d'isoler de tout contact du foyer la résine liquide qui pourrait s'écouler, dans des caisses en tôle, sur un gril, dans le four F, qui se trouve maintenu à la température nécessaire à la volatilisation des essences par le foyer A et la chambre d'air chaud qui enveloppe le four.

Les vapeurs se condensent dans le dôme du four, muni d'un registre, d'où elles sont dirigées par des conduits sous chacun des sièges G de la salle de bains, qui peuvent se fermer et tenir à volonté la chaleur et les vapeurs emprisonnées au moyen de couvertures dont on peut draper le malade.

La quantité de chaleur et de vapeurs admises sous chaque siège peut être réglée, selon les cas, par des registres placés dans le sol.

Après chaque bain et même lorsque la quantité de vapeurs résineuses répandue dans la salle devient trop considérable, on ouvre plus largement le conduit H qui ramène sous la grille du foyer l'air vicié. Ce même conduit sert aussi à maintenir dans la salle de bains, *à la hauteur de la tête*, une température constante, relativement basse, 35° environ, puisque son fonctionnement amène fatalement un plus grand débit d'air froid par le conduit E.

Au centre du dôme du four F est un conduit I, qui amène au premier étage les vapeurs les plus légères, où elles sont distribuées sous une table d'inhalations J. Les malades aspirent les vapeurs résineuses au moyen d'embouchures spéciales, fixées aux extrémités des conduits de distribution.

Cette salle d'inhalations est à la température de l'air atmosphérique extérieur.

La description du bain de vapeur ne nous paraissant pas utile, nous terminerons cette petite étude en rappelant, en insistant encore, la caractéristique dominante de notre traitement :

1° *Une atmosphère médicamenteuse avec abondance de vapeurs résineuses de copeaux frais de Pin Mugho, sans cesse renouvelées, permettant ainsi aux malades de se saturer de principes balsamiques ;*

2° *Une température modérée, graduée, permettant au médecin de ne pas limiter la durée du bain des malades, et de varier, selon les cas, arthritiques ou néphritiques, les effets de sudation nécessaires*

En résumé: grâce à ces conditions spéciales, le traitement du Martouret est *double* et peut être *triple*.

Il y a d'abord et *par-dessus tout, la curation de la néphrite,* résultat de l'état hygrométrique ambiant et de la médication thermo-résineuse combinés.

Il y a ensuite *un effet topique* dû au passage dans l'urine des principes balsamiques et microbicides du Pin Mugho.

Enfin, des expériences nous permettent de penser qu'un troisième effet du traitement, serait d'accroître, vis-à-vis de l'acide urique et des urates précipités, *la propriété dissolvante du liquide urinaire,* d'où son efficacité dans les cas de néphrites, pyélites et même cystites calculeuses.

PARIS. — IMPRIMERIE F. LEVÉ, RUE CASSETTE, 17.

PARIS. — IMPRIMERIE F. LEVÉ, RUE CASSETTE, 17.